OBSERVATIONS CRITIQUES

Sur les Tableaux du Sallon de l'Année 1787.

IIe. SUITE DU DISCOURS SUR LA PEINTURE.

OBSERVATIONS
CRITIQUES
SUR LES TABLEAUX DU SALLON
DE L'ANNÉE 1787.

IIe. SUITE DU DISCOURS SUR LA PEINTURE.

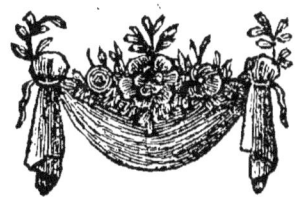

A PARIS,

Chez les Marchands de Nouveautés.

M. DCC. LXXXVII.

OBSERVATIONS CRITIQUES

SUR LES TABLEAUX DU SALLON

DE L'ANNÉE 1787.

L'ACCUEIL, que l'on a fait dans le dernier sallon au discours sur la peinture, & aux observations qui l'ont suivi, nous engage à lui donner cette année une nouvelle suite. Ces observations, comme nous l'avons annoncé à la fin du même discours, pourront former un recueil de mémoires pour servir à l'histoire de la peinture, en France ; elles seront toujours fondées sur les mêmes principes, & dictées par le même esprit d'impartialité.

Nous ne répondrons point à ceux qui, dans notre préliminaire, nous ont accusés de remuer la cendre des morts, pour relever le mérite des vivans. Quant aux morts, ce n'est pas nous qui les avons jugés, ce sont leurs contemporains & leur postérité ; & nous n'avons fait que suivre la voix publique, qui met les hommes de génie à leur place, sur-tout quand ils ne sont plus. Quant aux vivans, si nous nous permettons de relever leurs défauts, il est juste aussi de faire connoître leurs qualités, & de leur tenir compte, comme le public, des efforts qu'ils font pour lui plaire.

Avant de faire aucune observation sur les tableaux, nous devons en faire une essentielle sur le lieu de leur exposition. La plûpart ne sont point à leur véritable place, & perdent infiniment de leur prix, soit par l'éloignement, soit par la maniere dont ils sont éclairés. Plusieurs artistes, dans le dernier sallon, se sont ressentis de ces inconvéniens; ils ont, en conséquence, demandé que leurs tableaux fussent placés plus bas vers la fin de l'exposition : mais le premier effet est manqué, & le public alors, déja refroidi sur leurs ouvrages, ne se donne pas la peine de les voir & de les examiner une seconde fois.

Si, au lieu d'un sallon où tous les ouvrages sont entassés pêle-mêle de tous les côtés, dans tous les angles, & sur cinq à six rangs, ils étoient exposés sur deux ou trois rangs dans une longue salle éclairée par en haut, ils produiroient sans doute un meilleur effet ; les beautés & les défauts paroîtroient dans un plus grand jour, les observations seroient plus justes & plus multipliées : elles ferviroient aux progrès des artiftes. Ce feul changement peut-être pourroit opérer une révolution dans la peinture ; tant il eft vrai que dans les arts les plus grands effets dépendent fouvent des plus petites caufes. C'eft au chef de l'académie, & au miniftre éclairé qui la préfide, que je préfente cette obfervation. On fait qu'ils ne négligent rien de ce qui peut contribuer à fa gloire.

Entrons maintenant dans quelques détails fur les tableaux du fallon, & tâchons de faire mieux connoître ceux qui méritent le plus l'attention du public.

M. VIEN.

Les Adieux d'Hector & d'Andromaque.

M. Vien s'eft exercé depuis plufieurs années à traiter des fujets tirés d'Homere, & il faut avouer qu'il eft fouvent heureux dans le choix ; ce dernier fur-tout eft un des plus intéreffans qui foit dans l'Iliade. Hector eft prêt à partir pour le combat, fon char & fes compagnons l'attendent, Andromaque, l'arrêtant auprès de la porte de Scée, lui fait préfenter par fa nourrice le jeune Aftianax ; l'enfant paroît effrayé du pa-

A iv

nache qui furmonte le cafque de fon pere: Hector regarde fon fils, & la mere attendrie, la main placée fur l'épaule de fon époux, fixe fes regards fur le héros, & paroît l'entretenir des malheurs de Troie & de fa famille.

Cette compofition eft noble & fage, & l'infpection feule du tableau en explique affez clairement le fujet. L'attitude d'Andromaque eft d'une belle fimplicité, fon regard infpire de l'intérêt; l'effroi de l'enfant, qui d'ailleurs eft plein de charmes, paroît exprimé avec beaucoup de vérité: mais en général cet ouvrage manque de chaleur & d'une certaine énergie d'expreffion; les draperies, quoique bien jetées, ne font point arrêtées d'une maniere ferme & vigoureufe: on reproche à l'enfant d'avoir le ventre un peu trop gros. Hector eft fans nobleffe, & n'a point l'air du héros rival d'Achille; ce n'eft qu'un bourgeois plein de bonhomie. L'attitude du foldat, qui fe trouve auprès du char, paroît un peu forcée: cependant ce tableau, dont les défauts tiennent plus à l'âge qu'à la maniere de l'artifte, renferme de grandes beautés, & peut être regardé comme l'un des ouvrages les plus eftimables qui foit au fallon.

Le petit tableau d'une femme Greque, ornant fa fille d'une couronne de fleurs, eft plein d'agrémens ; la tête de l'enfant est charmante. On y remarque cependant un défaut d'ensemble dans l'œil gauche, qui semble le faire loucher.

Celui de Sapho, chantant ses vers, est de même très-agréable ; mais le bas des jambes est un peu lourd.

M. DE LAGRENÉE l'aîné.

Fidélité d'un Satrape de Darius.

Ce satrape est Bétis, gouverneur pour Darius de la province de Gaza ; Alexandre le fait inhumainement attacher à un char & traîner autour de la ville, pour avoir refusé de fléchir le genou devant lui. Je ne sais si ce sujet est du choix de l'artiste, ou s'il lui a été proposé ; quoi qu'il en soit, il ne présente pas Alexandre dans un jour bien avantageux : le vainqueur de l'Asie n'est ici qu'un tyran cruel, & son action n'est faite que pour révolter.

M. de Lagrenée l'aîné n'a pas laissé de tirer parti de son sujet, quelque ingrat qu'il soit. On s'intéresse pour le satrape, & l'on admire sa fermeté ; sa tête est belle, & l'on voit avec plaisir l'expression du dédain répandue sur son visage. La douleur des femmes, qui sont sur l'un des côtés du tableau, contraste parfaitement avec la tranquillité du satrape.

En général, cet ouvrage nous a paru plein de chaleur, d'une grande correction de dessin & d'une exécution vigoureuse; mais Alexandre ne nous paroît pas avoir inspiré l'artiste, sa colere n'est point noble : on remarque trop de roideur dans le bras droit, & même en général dans toute l'habitude de son corps. Nous aurions préféré l'Alexandre de son esquisse, sa colere ayant plus de mouvement; elle produit un effet plus pittoresque qu'une colere sourde, ingrate en peinture comme en poésie.

Nous pourrions encore demander à M. de Lagrenée pourquoi les chevaux sont en mouvement, dans le moment même où l'on attache le satrape au char.

Verùm ubi plura nitent in carmine, non ego paucis
Offendar maculis...... HORAT. de Arte poët.

Je passerai légérement sur le petit tableau de l'amitié consolant la vieillesse de la perte de la beauté & du départ des plaisirs, dont l'allégorie ne nous a pas paru bien clairement exprimée, & qui d'ailleurs est froid & d'un ton trop grisâtre.

M. BRENET.

Le jeune Fils de P. Scipion rendu à son Pere par Antiochus.

P. Scipion étant malade à Élée, Antiochus lui envoya son fils par ses ambassadeurs ; la joie de revoir un objet si cher lui rendit bientôt la santé. Tel est le sujet qu'a voulu traiter M. Brenet. Si j'examine son tableau, j'ai bien de la peine à l'y reconnoître. Le fils étant d'un côté & les ambassadeurs de l'autre, ceux-ci n'ont point l'air de le ramener à son pere ; & d'ailleurs, sur le visage de l'un & de l'autre, je ne vois aucune trace de joie qui caractérise ce moment : je croirois plutôt, à la vue seule du tableau, que les personnages qui sont en sa présence lui viennent demander une grace, & que le jeune Scipion intercede pour eux auprès de son pere.

Je crois que M. Brenet, pour rendre plus clairement son sujet, auroit dû saisir l'instant où les ambassadeurs lui présentent le fils, où le fils est prêt à s'élancer dans les bras de son pere ; ce qui auroit produit plus de mouvement & d'intérêt : d'ailleurs le ton du tableau est jaunâtre, & la touche seche & froide.

M. DE LAGRENÉE le jeune.

Ulisse arrivant dans le Palais de Circé.

Ulisse arrivant dans le palais de Circé, cette enchanteresse lui présente le poison qui avoit changé ses compagnons en pourceaux. Ulisse, tirant son épée, l'épouvante. C'étoit, je crois, assez d'action pour un tableau, sans y ajouter le personnage de Mercure, qui d'ailleurs est ici fort amphibologique. Je ne sais si ce dieu conseille à Ulisse de prendre la coupe, ou de la refuser. Ulisse, loin d'être dans l'attitude d'un homme qui menace, semble effrayé, n'a point d'aplomb, ni de noblesse ; l'enchanteresse n'a point de charmes : le Mercure n'est pas séduisant. Au reste, les accessoires en sont beaux, le grouppe des femmes, qui fait le derriere du tableau, est bien exécuté & d'un bel accord.

M. SUVÉE.

L'Amiral de Coligni en impose à ses Assassins.

Dans le tableau de *Creuse arrêtant Enée qui vouloit retourner au combat*, nous avons reproché à M. Suvée trop de froideur & de tranquillité.

Loin d'avoir, cette année, le même reproche à lui faire, nous lui devons au contraire les plus grands éloges. Sa verve pittoresque s'est animée ; il a su mettre du mouvement & de la chaleur dans le sujet intéressant de Coligni, & sa composition ne laisse pas d'avoir le mérite de la simplicité. Coligni seul sur l'un des côtés du tableau, son attitude noble & ferme, de l'autre, le grouppe de ses assassins humiliés, confondus devant lui, tout cet ensemble est fait pour inspirer les plus vifs sentimens d'admiration. On peut louer encore dans ce tableau la beauté des effets de lumiere, la correction du dessin, l'exactitude du costume & le caractere des personnages, qui sont tels que nous les concevons du tems de la ligue.

M. VINCENT.

Henri IV & Sully.

Le choix de ce sujet fait honneur à M. Vincent. La peinture & la poésie doivent se plaire à consacrer à la postérité l'amitié de Henri IV & de Sully, c'est-à-dire, du meilleur des rois & du ministre le plus vertueux. Que l'on aime à voir Henri IV donner à son ami blessé les témoignages de la sensibilité la plus vive ! Ce font ces traits de générofité que les artiftes devroient imprimer fur la toile, plutôt que ces actions atroces qui ne font faites que pour déchirer l'ame, fans tourner en aucune maniere au profit de l'humanité.

L'exécution ne fait pas moins d'honneur à M. Vincent, que le choix du fujet; elle eft ferme & nerveufe. Son deffin eft pur & correct; tous les détails font travaillés avec foin. Ce que l'on pourroit reprocher à ce tableau, c'eft que la fcene en eft trop étroite pour le grand nombre de perfonnages qu'elle renferme; mais l'accord y eft fi bien obfervé, que, malgré la bigarrure du coftume de ce tems-là, les yeux ne font point fatigués, les détails n'interrompant point le repos des maffes.

Le petit tableau d'Armide, qui veut s'arracher des bras de Renaud, doit encore faire honneur au talent de M. Vincent. Ce tableau, d'une compofition charmante, appelle les yeux par un certain attrait, répandu dans l'enfemble & dans l'exécution totale. La tête de Renaud eft belle; les draperies d'un fini précieux : peut-être font-elles un peu trop brillantes. Le coloris d'Armide fur-tout eft d'un blanc trop éclatant, qui n'eft point celui de la nature.

M. CALLET.

L'Automne, ou les Fêtes de Bacchus, que les Romains célébroient dans le mois de Septembre.

L'automne, ou les bacchanales, eſt un de ces tableaux qui préſente d'abord des effets piquans, de la grace, une touche enchantereſſe; nous ajouterons encore qu'il a du mouvement, de la chaleur, que tous les perſonnages ſont parfaitement dans un état d'ivreſſe : mais, en l'examinant de plus près, nous avons remarqué que le deſſin en étoit ſouvent incorrect & la couleur fauſſe. Cependant ce tableau peut encore ſoutenir la réputation que M. Callet s'eſt acquiſe juſtement par une infinité d'ouvrages charmans, toujours pleins de graces ; ce qui nous l'a fait caractériſer, dans notre diſcours ſur la peinture, par les mots de *peintre de Gnide ou de Paphos.*

M. DAVID.

Socrate au moment de prendre la ciguë.

C'eſt ici que la critique doit être déſarmée ; que dis-je ? à peine j'oſe prendre la plume.

pour louer. Les expreſſions me manquent pour rendre tout ce que je ſens à la vue de ce ſuperbe tableau. Mettons à part tous les principes de l'art ; il diſparoît ici, & ne laiſſe appercevoir que la nature même. Quelle grandeur d'ame, quelle expreſſion dans Socrate ! Je crois entendre tout ce qu'il dit ; ſon calme, ſa tranquillité philoſophique, ſon indifférence à porter la main ſur la ciguë, le ciel qu'il montre avec fermeté, tout m'annonce qu'il attend une autre vie. Je me pénetre avec lui de la même eſpérance. L'oſerai-je dire ? ce tableau ſublime eſt peut-être un des plus beaux traités que l'on puiſſe faire ſur l'immortalité de l'ame.

Je reconnois les traits de Socrate ; mais combien ſa figure s'embellit dans ce moment ! Ce ne ſont plus ces traits dont la difformité portoit l'empreinte même du vice ; c'eſt le plus grand des philoſophes ; c'eſt un homme divin dont l'ame s'élance vers le ciel. Quel contraſte frappant ! Ses amis ſont dans la plus grande conſternation, lui ſeul eſt tranquille. Quelle variété d'expreſſion dans la douleur des philoſophes qui l'entourent ! Je participe tellement à leur ſituation, que je crains à chaque inſtant que ſon diſcours finiſſe, & qu'il prenne le poiſon.

Je

Je ne tarirois pas fi je voulois entrer dans tous les détails fur le choix du fujet, fur la compofition, le deffin, l'expreffion, la couleur; je laiffe ce foin à ceux dont l'ame eft impaffible, & je ne citerai plus rien à la louange de ce tableau, que la foule qui s'empreffe pour le voir, & qui ne ceffe de l'admirer.

M. REGNAULT.

La reconnoiffance d'Orefte & d'Iphigénie dans la Tauride.

Cette reconnoiffance eft une des plus belles fituations qui foit dans les tragédies d'Euripide, & M. Regnault eft très-louable dans le choix de fon fujet. Les ouvrages dramatiques des anciens & des modernes font un champ vafte où les artiftes n'ont encore que très-peu moiffonné. Ils devroient d'autant plus fonger à le parcourir que les plus beaux fujets d'Homere, de Virgile & du Taffe font épuifés. Les belles fituations théatrales feroient certainement très-propres à produire de grands effets en peinture. M. Regnault a tiré quelque parti de celle d'Iphigénie, qui dans le fonds étoit très-difficile à rendre. Comme le peintre n'a qu'un inftant, il ne peut pas, comme le poëte, parcourir toutes les gradations par lefquelles on arrive

B

à une reconnoissance. Cependant elle s'opere assez naturellement ; on croit entendre Pilade dire à Oreste : *c'est là votre sœur*. Les attitudes d'Oreste & d'Iphigénie expriment bien leur surprise mutuelle. On peut dire à la louange de M. Regnault, que tout est bien fait dans son tableau, tant du côté des draperies que des carnations ; que la couleur en est vraie ; que l'on trouve beaucoup de choses bien senties dans le corps d'Oreste. Cependant cet ouvrage pourroit bien ne pas avoir un succès général. Oreste est trop nud & marque trop dans l'artiste l'intention de faire une académie ; Iphigénie étouffe sous le poids de ses habillemens, & a plutôt l'air d'une vieille pythonisse que d'une prêtresse de Diane. Ne pourroit-on pas croire encore que c'est une ombre dont Oreste est effrayé ?

Nous avons vu avec plaisir une esquisse de Mars désarmé par Vénus, & nous souhaitons d'en voir l'exécution en grand. Les formes de la Vénus prouvent que M. Regnault a le sentiment de la véritable beauté.

M. LE BARBIER L'AINÉ.

Le courage des femmes de Sparte.

Le beau sexe doit des couronnes à M. Le Barbier. Il paroît avoir consacré son pinceau à peindre l'héroïsme des femmes. Il l'a fait avec beaucoup de succès dans son *Siége de Beauvais*, & *le courage des femmes de Sparte*, qu'il vient d'expofer au fallon, n'eft pas moins propre à donner une haute idée de fon talent. Cet ouvrage, comme tous ceux de M. Le Barbier, annonce une grande pureté de deffin, une connoiffance profonde des belles formes & des proportions de l'antique, & l'érudition la plus étendue fur le coftume & les ufages des anciens peuples. Nous remarquons avec plaifir qu'il a mis, outre une grande richeffe dans la compofition, beaucoup d'adreffe à rendre clairement un fujet par lui-même affez compliqué. Il s'agit ici tout à la fois de l'enlévement des femmes de Sparte, de leur courage à fe défendre contre les raviffeurs, & de l'action de la prêtreffe Archidamie, qui les arrête & fauve Ariftomene de leur fureur. Toute cette action fembloit exiger une très-grande toile; M. Le Barbier a trouvé l'art de la renfermer dans un efpace fort borné, fans que les figures paroiffent trop refferrées. Tous les détails font étudiés avec foin, les pieds & les mains font de la plus grande beauté, les draperies d'un bon ftyle, le coloris vrai. On trouve encore de l'expreffion dans les têtes d'hommes, de la beauté dans celles de femmes; mais en général ce tableau feroit peut-être d'un plus bel effet, si M. Le Barbier avoit pu faire plus de sacrifices & rendre son fonds moins clair. La hauteur où il est placé lui est encore si défavorable que plusieurs amateurs ont regretté de ne pas le voir de plus près pour juger de la beauté du fini.

M. TAILLASSON.

Virgile lisant l'Enéide à Auguste & à Octavie.

Le moment du tableau de M. Taillasson est celui où le poëte prononce l'éloge de Marcellus fils d'Octavie, adopté par Auguste. Ce jeune prince, mort depuis peu de tems, étoit l'espérance de l'empire. A ces mots, *tu Marcellus eris*, Octavie s'évanouit, sa tête excite l'intérêt, & n'est pas sans expression ; elle a des beautés dans les mains ; mais nous aurions desiré plus de noblesse dans l'empereur, plus d'expression dans les auditeurs de Virgile, plus de grandeur en général dans les formes. Au titre du tableau, nous desirions de voir l'auteur de l'Enéide, & nous avons été bien étonnés de le voir sacrifié dans l'ombre.

Dans le tableau d'Electre faisant des libations sur le tombeau de son pere, nous n'avons point retrouvé l'Electre d'Euripide ; elle n'a ni son caractere, ni sa douleur, ni sa fierté.

Le petit tableau d'Héloïfe n'eſt pas ſans mérite ; nous aurions cependant defiré l'époufe d'Abeilard plus belle & plus intéreſſante.

M. PEYRON.

Curius refuſant les préſens des Samnites.

Nous avons vu un moment M. Peyron l'émule de M. David ; ſon tableau de Curius ne remplit point les efpérances que nous avions conçues de cet artifte. Nous avons trouvé de la petiteffe dans ſa maniere, point de fini & peu d'effets ; il auroit dû, dans l'exécution, tirer quelque parti du contrafte que lui préfentoit naturellement la magnificence des Samnites & la fimplicité du conful Romain. Nous efpérons que, dans d'autres ouvrages, M. Peyron ſe ſouviendra de ſes premiers ſuccès, & des engagemens qu'ils lui ont fait contracter avec le public.

M. PERRIN.

Parmi les nouvelles acquifitions de l'académie, nous comptons cette année M. Perrin. Cet artifte annonce du talent pour la compofition, pour le deffin, & même pour la couleur, quoique ſon tableau de Cyanippe roi de Syracufe foit trop enféveli dans le noir. Son coloris a de la vigueur, mais il manque de fraîcheur. Nous defirerions des formes plus agréables dans la Vénus du tableau d'Efculape, qui d'ailleurs eft trop longue. Son tableau d'Antoine nous a paru bien peint & bien defliné. Cet artifte eft dans la bonne route ; mais nous ne lui diffimulerons point qu'il lui refte encore quelques pas à faire dans fa carriere.

M. ROBIN.

Defcente de S. Louis à Damiette.

S. Louis panfe avec fa famille les malades de fon armée.

Ces deux tableaux, les plus grands qui foient au fallon, font deftinés pour l'églife cathédrale de Blois. Ils annoncent dans M. Robin un grand compofiteur, & l'entente des grands effets pittorefques. La touche en eft mâle & vigoureufe, mais nous avons cru voir de la confufion dans les maffes & des négligences dans l'exécution totale. M. Robin invente & conçoit avec chaleur, mais la fougue de fon imagination ne lui permet pas de finir avec affez de précifion.

Un morceau que nous ne pouvons trop louer, & qui eft digne d'un homme de génie, c'eft le portrait de M. le Comte de Lally-Tolendal.

Tout eſt fait, dans ce tableau, d'une maniere large & facile, & donne de M. Robin l'idée avantageuſe d'un peintre d'expreſſion.

Nous avons trouvé dans le portrait de M. l'abbé de Clervaux de beaux détails ſans minuties, des mains bien étudiées ; mais la tête un peu griſe.

M. LE MONNIER.

L'amour conjugal.

C'eſt l'amour de Chélonis pour ſon époux Cléombrotus. Nous n'entrerons pas dans de grands détails ſur ce tableau ; il ſemble que le titre ſeul lui ſoit funeſte, car il eſt ſans chaleur & ſans mouvement ; Cléombrotus eſt ſans expreſſion, Léonidas eſt ſans nobleſſe, & Chélonis étend vers ſon pere de longs bras qui n'excitent ni l'attendriſſement, ni la commiſération. En tout, ce tableau nous paroît de beaucoup inférieur à ſa peſte de Milan, expoſée au dernier ſallon.

M. MONSIAU.

Alexandre domptant Bucéphale.

Ce tableau n'eſt point ſans mouvement ; le cheval eſt plein de feu, Alexandre eſt beau, quoiqu'un peu maigre. Nous avons encore remarqué que le corps paroît coupé en deux par la ceinture qui se perd dans l'horison.

M. LE MARQUIS DE TURPIN.

Sous le titre modeste d'amateur, l'académie possede dans M. le Marquis de Turpin un véritable artiste. Dans sa vue de Villa-Madama, près de Rome, & dans ses portiques de Tivoli, il a fait paroître de la chaleur, du goût, une touche sûre & facile.

M. DE L'ESPINASSE.

Vue intérieure de Paris.

Nous distinguons encore dans l'académie un autre amateur, ou plutôt un artiste unique dans son genre; c'est M. de l'Espinasse, chevalier de S. Louis, auteur d'une vue intérieure de Paris. Cette vue est étonnante par la finesse, l'exactitude & le nombre infini de ses détails. Elle présente encore une grande précision du côté du dessin, tant des figures que de l'architecture.

M. ROSLIN.

On remarque de très-beaux détails dans les portraits de M. Roslin, & sur-tout dans celui de M. de Nicolaï, premier président du grand conseil, que l'on trouve fort ressemblant. Les draperies, quoique faites avec beaucoup de soin, n'y font point tort à la tête, mais nous avons trouvé dans beaucoup d'autres un coloris faux, une touche dure & pesante. On pourroit reprocher à M. Roslin de ne pas voir assez la nature en beau.

Madame LE BRUN.

Madame Le Brun se distingue toujours de ses confreres, par le goût & par la grace infinie qui regne dans tous ses ouvrages, & c'est un des mérites qui manque au plus grand nombre de nos artistes ; elle est d'ailleurs parvenue à mettre beaucoup de vérité dans son coloris, & beaucoup d'expression dans ses têtes La tendresse maternelle est bien exprimée dans son portrait ; la folie de Nina est rendue avec force dans celui de Madame Dugazon, & la gaîté d'une soubrete dans celui de Madame Remond. Peut-être pourroit-on à ce dernier reprocher un peu de maniere, mais en général ses têtes sont toujours charmantes, & nous voyons avec plaisir que Madame Le Brun ne dément point la réputation qu'elle s'est acquise par son talent.

Madame GUIARD.

Madame Guiard a déployé toute la richesse de son pinceau dans le portrait de Madame

Adelaïde. La composition en est heureuse, les médaillons réunis en un bas relief imitant le bronze, sont très-bien faits, la robe de velours est de la plus grande beauté ; mais dans ses autres portraits, elle nous a paru fort inférieure à elle-même, ses têtes sur-tout sont extrêmement négligées & n'offrent qu'un coloris faux, sans aucune dégradation, ni vérité de détail ou de nature.

M. VESTIER.

M. Vestier montre toujours beaucoup de talent dans ses draperies ; mais ses têtes sont un peu trop grises. Cet artiste n'est pas le seul qui sacrifie le principal à l'accessoire. En voyant les ouvrages d'un grand nombre de nos peintres, on diroit que la tête & l'expression doivent être comptées pour rien, que leur seul but doit être de bien rendre une draperie, une gase, une dentelle & autres objets inanimés. Est-il cependant un homme, avec un peu de sens & de goût naturel, qui ne voie combien la nature vivante est au-dessus, que c'est elle seule qui peut répandre de la chaleur sur un ouvrage, que c'est elle seule qui doit plaire à tous les yeux & dans tous les tems, parce qu'elle renferme des beautés toujours nouvelles, & qu'elle n'est point sujette aux variations continuelles du caprice & de la mode. Nous invitons donc nos peintres, loin de mettre plusieurs mois de suite à la fabrication d'une étoffe, d'employer ce tems à l'étude précieuse de la nature, leur gloire en sera plus grande & plus durable.

M. ROLAND DE LA PORTE.

Nous voyons cette année reparoître un artiste que nous avons cru mort depuis long-tems. Nous étions, depuis plus de quatorze ans, privés du plaisir de voir de ses ouvrages ; il semble aujourd'hui renaître pour nous. Les tableaux qu'il vient d'exposer au sallon, tels que *la petite collation & les instrumens de musique, avec un vase de porcelaine*, sont de la plus grande vérité ; *un crucifix, imitant le relief en talc, sur un fond violet*, fait encore une grande illusion, & nous rappelle un autre crucifix du même artiste, imitant le bronze sur un fond bleu, qui fut, il y a vingt ans, l'objet de la curiosité de tous les amateurs.

MM. HUE, VALENCIENNES, NIVARD & TAUNAI.

M. Huë étoit déja connu très-avantageusement dans le genre du paysage par une imitation fidelle des effets de la nature, par une touche spirituelle & gracieuse. Les voyages qu'il vient de faire en Italie ont encore enrichi ses ouvrages de sites heureux ; on pourroit en citer plusieurs, parmi lesquels on distingue avec plaisir *la vue des cascatelles de Tivoli & du temple de la Sibylle.*

M. Valenciennes, dont l'académie vient de faire l'acquisition, doit être mis au nombre de nos meilleurs artistes. Ses paysages ne se font pas seulement remarquer par un beau ton de couleur, par une exécution hardie, par des scenes riches & variées, mais encore, par l'art heureux dont il les enchaîne avec l'histoire. Dans son paysage de l'ancienne Grece, nous avons cru retrouver la maniere de Claude Lorrain.

Nous devons reprocher à M. Nivard un fini trop recherché qui le refroidit, un verd trop cru, & souvent des masses un peu trop rondes.

On pourroit reprocher à M. Taunai beaucoup de négligences dans ses figures ; mais elles sont en partie rachetées par ses paysages, qui sont peints d'une maniere large. On remarque avec plaisir sa bénédiction des troupeaux.

Quant à MM. Vernet, Robert & Machy, nous ne pourrions que répéter ici ce que nous en avons dit ailleurs. De ce premier nous ne citerons que son combat naval; le feu de l'artillerie & des vaisseaux y produit les plus beaux effets.

M. BILCOQ.

Nous ne devons pas terminer nos observations, sans faire mention de M. Bilcoq. Ses petits tableaux du *philosophe & son éleve*, de *l'astronome*, de *l'instruction villageoise*, sont tous précieux par la vérité, le bon goût, la finesse & la précision des figures. Il paroît tenir de l'école Flamande pour la couleur ; mais il est plus exact dans le dessin.

OBSERVATIONS CRITIQUES

SUR LES OUVRAGES DE SCULPTURE.

Après avoir parcouru les principaux ouvrages de peinture, nous devons jeter un coup-d'œil sur les productions de nos sculpteurs. La premiere statue qui se présente à nos yeux est celle de *Racine* par M. *Boizot* ; la tête en est assez belle, quoiqu'elle n'annonce point le génie créateur d'Athalie. Nous avons remarqué d'ailleurs trop de pesanteur dans le corps & dans les draperies.

La Statue de *Moliere* par M. *Caffieri* a le mérite de rendre fidélement les traits de l'auteur du Misantrope, & celui d'être bien conçue, bien composée & bien drapée.

Celle de *Bayard*, qui fait un discours à son épée, par M. *Bridan*, ne nous a pas paru d'une conception heureuse ; point de noblesse dans son air & dans son maintien. Pour caractériser ce chevalier *sans peur & sans reproche.*, n'étoit-il pas d'autre moyen que celui de faire adresser une harangue à son épée ? Nous devons avouer que cette idée, dans une statue, touche de bien près au ridicule.

La statue du *maréchal de Luxembourg* par M. *Mouchi* nous a paru conçue avec noblesse ; son attitude est belle, & l'artiste a su nous donner l'idée du défaut qui étoit dans la taille de son héros, sans le rendre ridicule.

La vestale de M. *Houdon* est très-agréable & d'une belle simplicité ; les draperies en sont bien exécutées : les pieds cependant nous ont paru un peu gros.

Cassandre, enlevée par Ajax, leve les mains au ciel, & implore le secours de Minerve. Ce grouppe en plâtre, ouvrage de M. *Dejoux*, est fait pour augmenter la réputation de cet artiste ; il nous a paru composé avec beaucoup d'intelligence, les deux personnages sont dans les plus belles proportions, sur-tout celui de Cassandre. Les formes d'Ajax pourroient être un peu plus senties & mieux étudiées.

Nous ne retrouvons point dans S. Vincent de Paule, de M. *Stouf*, le talent qu'il avoit annoncé dans son *Abel expirant*. Le caractere surtout du personnage n'est point ce que nous desirerions. S. Vincent a plutôt ici l'air d'un tartuffe ou d'un faux dévot, que de cet homme vraiment pieux, qui fut l'ami de l'humanité & le fondateur de tant de grands hôpitaux.

F I N.

www.ingramcontent.com/pod-product-compliance
Lightning Source LLC
Chambersburg PA
CBHW050036230526
45470CB00003B/1305